ALLENAMENTO FISICO A CASA

Programmi Efficaci con Pochi Attrezzi e Alimentazione Equilibrata

Quantum Athlete

A tutti coloro che hanno scelto di intraprendere un viaggio verso una vita più sana, più attiva e più consapevole. Questo libro è dedicato a te, che hai fatto la scelta di migliorare te stesso e la tua salute attraverso l'allenamento fisico a casa e un'alimentazione equilibrata.

Che tu sia alle prime armi o un atleta esperto, spero che le pagine che seguono diventino una guida preziosa nel tuo percorso di trasformazione. Ogni passo che fai verso un corpo più forte, una mente più chiara e un benessere duraturo è un passo verso una versione migliore di te stesso.

Nel viaggio del fitness, ci saranno sfide da superare e momenti di stanchezza da affrontare. Ma ricorda, ogni piccolo progresso è un risultato straordinario. Ogni piccolo sforzo contribuisce al tuo successo. Quindi, concediti il merito di ogni passo avanti, ogni obiettivo raggiunto e ogni decisione consapevole.

Che tu trovi ispirazione in queste pagine, che tu affronti le sfide con determinazione e che tu celebri ogni successo con gioia. Ricorda sempre che sei il protagonista della tua storia di benessere e che ogni scelta che fai è un passo verso una vita più sana e più felice.

Con gratitudine per la tua dedizione e il tuo impegno,
Quantum Athlete

SOMMARIO

INTRODUZIONE

Nella frenesia della vita moderna, trovare il tempo per prendersi cura di noi stessi può sembrare un lusso fuori dalla nostra portata. Tra impegni lavorativi, familiari e sociali, spesso ci troviamo a sacrificare il nostro benessere fisico e mentale a favore di altre priorità. Ma cosa succederebbe se ti dicessi che non hai bisogno di una palestra costosa o di attrezzature sofisticate per raggiungere i tuoi obiettivi di fitness? Che la tua casa può diventare il tuo santuario del benessere, e che con pochi attrezzi e una dose di determinazione puoi creare un cambiamento duraturo nella tua vita?

Benvenuti in "Allenamento Fisico a Casa: Programmi Efficaci con Pochi Attrezzi e Alimentazione Equilibrata". Questo libro è una guida completa e dettagliata che ti condurrà attraverso un percorso di trasformazione fisica e mentale, direttamente dalla comodità del tuo spazio vitale. Indipendentemente dal tuo livello di forma fisica attuale, dalla tua età o dallo stile di vita, questo libro è stato creato per guidarti nella scoperta di un modo di allenarsi e nutrirsi che si adatta alle tue esigenze e al tuo ritmo.

Con l'esplosione delle mode e delle tendenze nel mondo del fitness, è facile sentirsi sopraffatti dalle opzioni e dalle informazioni contraddittorie. Ma "Allenamento Fisico a Casa" va oltre le promesse irrealistiche e gli approcci temporanei. Questo libro è basato su principi scientificamente validi e su anni di esperienza nel campo del fitness e del benessere. Non troverai soluzioni rapide o miracolose, ma una guida pratica e realistica per creare cambiamenti duraturi nella tua vita.

Nelle pagine che seguono, esploreremo insieme i fondamenti dell'allenamento a casa, i benefici dell'attività fisica e di una corretta alimentazione, e come coltivare uno stile di vita sano nel lungo termine. Ti guiderò attraverso esercizi mirati, programmi di allenamento su misura e piani alimentari equilibrati che ti aiuteranno a raggiungere i tuoi obiettivi. Ma questo libro è più di una semplice raccolta di programmi e ricette. È un invito a trasformare la tua visione del fitness e a riscoprire il potenziale insito in te.

Quindi, lascia da parte le scuse e le limitazioni che ti sei imposto. Prenditi il tempo per investire in te stesso, per scoprire la forza, la resistenza e la fiducia che possono nascere dall'interno. Questa è la tua opportunità di creare un cambiamento duraturo e di abbracciare un nuovo stile di vita che ti porterà benessere e gioia.

Siamo pronti a iniziare questo viaggio insieme? Prendi per mano il tuo futuro e giriamo la pagina, verso un capitolo di salute e felicità.

Con entusiasmo,
Quantum Athlete

PREFAZIONE

Benvenuti in "Allenamento Fisico a Casa: Programmi Efficaci con Pochi Attrezzi e Alimentazione Equilibrata". È con grande entusiasmo e passione che ti do il benvenuto in questo viaggio verso la trasformazione del corpo, della mente e dello stile di vita.

L'idea di questo libro è nata dalla convinzione profonda che ognuno di noi possa raggiungere il proprio potenziale di salute e benessere, indipendentemente dal tempo o dalle risorse a disposizione. Il fitness non dovrebbe essere un lusso riservato a pochi, ma un diritto che tutti possono esercitare. Ed è proprio in questa convinzione che Quantum Athlete, l'autore di questo libro, ha dedicato anni di studio e ricerca.

L'allenamento a casa è un concetto che sfida le limitazioni spaziali e logistiche. Non richiede attrezzature costose o ambienti sofisticati. Richiede solo la tua determinazione, un pizzico di creatività e la giusta guida. E in queste pagine, troverai proprio questa guida. Non troverai promesse di soluzioni rapide o di risultati istantanei, ma troverai informazioni scientificamente supportate, strategie pratiche e programmi realistici che ti guideranno verso una migliore forma fisica e un benessere duraturo.

Questo libro è stato pensato per essere un compagno fedele nel tuo viaggio. Attraverso capitoli che esplorano l'allenamento a corpo libero, la creazione di programmi di allenamento su misura, l'importanza dell'alimentazione equilibrata e molto altro, sarai accompagnato passo dopo passo. Ma ricorda, il libro è solo il mezzo, mentre la chiave per il successo risiede nelle tue azioni. È la tua dedizione costante, la tua voglia di superare gli ostacoli e il tuo impegno a rendere ogni giorno migliore che faranno la vera differenza.

Ogni pagina di questo libro è stata scritta con l'intenzione di ispirarti, informarti e motivarti. Sarà la tua guida quando i passi sembrano difficili, la tua luce quando la strada sembra oscura e il tuo compagno quando hai bisogno di un supporto.

Sono convinto che, una volta intrapreso questo percorso, scoprirai che la vera sfida non è iniziare, ma nel continuare. La costanza e la determinazione sono le chiavi del successo a lungo termine. Ricorda che ogni giorno è un nuovo capitolo nella tua storia di benessere, e sei tu l'autore di quella storia.

Ti auguro un viaggio appassionante, pieno di scoperte, sfide superate e vittorie personali. Che questo libro ti guidi, ispiri e sostenga nel tuo percorso verso una vita più sana, attiva e soddisfacente.

Con entusiasmo e dedizione,
Quantum Athlete

PROLOGO

C'è qualcosa di magico nell'inizio di un nuovo viaggio. È un momento in cui le possibilità si allungano davanti a noi come un'ampia strada, invitandoci a esplorare terre sconosciute e a scoprire parti di noi stessi che potrebbero essere rimaste nascoste. Questo è il punto di partenza di "Allenamento Fisico a Casa: Programmi Efficaci con Pochi Attrezzi e Alimentazione Equilibrata".

Mi chiamo Quantum Athlete, e la mia passione per il fitness e il benessere ha radici profonde nella mia storia personale. Crescendo, ho sperimentato i vantaggi dell'attività fisica non solo sul mio corpo, ma anche sulla mia mente e sul mio spirito. Ho imparato che l'allenamento può essere un'opportunità per connetterci con noi stessi, per superare i limiti autoimposti e per crescere in modi che mai avremmo immaginato. Ho anche imparato che non è necessario avere una palestra all'avanguardia o attrezzi costosi per creare un cambiamento significativo nella nostra vita.

"Allenamento Fisico a Casa" è il risultato di anni di ricerca, esperienza e dedizione al mondo del fitness. Questo libro è stato creato con l'obiettivo di rendere l'allenamento e la nutrizione accessibili a tutti, ovunque si trovino. Che tu sia un principiante che cerca di iniziare il proprio percorso di salute o un atleta esperto che desidera variare la routine, troverai in queste pagine strumenti e conoscenze per supportare il tuo cammino.

In un mondo affollato da diete drastiche, allenamenti estremi e promesse di risultati istantanei, questo libro rappresenta un approccio diverso. Un approccio basato sulla realtà, sulla gradualità e sulla sostenibilità. Qui non troverai soluzioni rapide, ma piuttosto una roadmap per un cambiamento a lungo termine. Sarò il tuo compagno di viaggio, guidandoti attraverso ogni passo, ogni sfida e ogni vittoria.

Ricorda, questo libro non è solo una fonte di informazioni, ma un invito a esplorare il potenziale dentro di te. È un invito a superare le tue paure, a sfidare i tuoi limiti e a costruire una relazione profonda con il tuo corpo e la tua salute. È un invito a iniziare il viaggio di trasformazione che può cambiare la tua vita in modi che non avresti mai immaginato.

Prendi per mano il tuo futuro e immergiti nelle pagine di "Allenamento Fisico a Casa". Questo è il tuo momento, e il viaggio è appena iniziato.

Con entusiasmo e dedizione,
Quantum Athlete

CAPITOLO 1: INTRODUZIONE ALL'ALLENAMENTO A CASA

L'allenamento a casa è diventato sempre più popolare negli ultimi anni, offrendo un'alternativa flessibile e conveniente ai tradizionali allenamenti in palestra. Questo capitolo introdurrà i lettori all'emozionante mondo dell'allenamento a casa, esplorando i vantaggi, le persone a cui è adatto e le sfide che possono sorgere lungo il percorso.

- **Vantaggi dell'allenamento a Casa**

L'allenamento a casa è un'opzione versatile e conveniente che presenta una serie di vantaggi significativi:

- *1. Flessibilità Oraria*: Una delle principali attrazioni dell'allenamento a casa è la flessibilità nell'organizzare le sessioni di allenamento. Non sei vincolato agli orari di apertura della palestra e puoi allenarti quando meglio si adatta alla tua routine quotidiana. Questo è particolarmente vantaggioso per chi ha impegni lavorativi, familiari o altre responsabilità.

- *2. Risparmio di Tempo e Denaro*: Evitando spostamenti verso la palestra, risparmi non solo tempo prezioso, ma anche denaro che altrimenti verrebbe speso per l'abbonamento alla palestra o per il trasporto.

L'allenamento a casa elimina la necessità di investire tempo nel viaggio verso e da una struttura fitness.

- *3. Privacy e Comfort*: Allenandoti a casa tua, godrai di una maggiore privacy e comfort. Puoi concentrarti sull'allenamento senza preoccuparti dell'aspetto estetico o di altre distrazioni che potresti incontrare in una palestra affollata.
- *4. Personalizzazione*: Hai il controllo completo sul tuo ambiente di allenamento. Puoi personalizzare la tua musica, l'illuminazione e l'atmosfera in generale per creare un'esperienza che ti motivi davvero.
- *5. Approccio Graduale*: Per coloro che sono nuovi all'allenamento, la casa offre un ambiente meno intimidatorio rispetto a una palestra. Puoi iniziare con esercizi più semplici e gradualmente aumentare la complessità man mano che guadagni fiducia e forza.
- *6. Attrezzatura Limitata*: Molti programmi di allenamento a casa si basano sull'uso di attrezzi minimi o a corpo libero. Questo significa che non hai bisogno di una vasta gamma di attrezzature costose per ottenere risultati efficaci.
- **Per chi è adatto l'allenamento a Casa**

L'allenamento a casa è adatto a una vasta gamma di persone, tra cui:

- *1. Occupati Professionisti*: Chi ha impegni di lavoro impegnativi può trarre vantaggio dall'allenamento a casa, poiché offre la flessibilità di adattarsi alle loro giornate occupate senza dover sacrificare il tempo per raggiungere la palestra.
- *2. Genitori*: I genitori che devono prendersi cura dei loro figli possono trovare difficile dedicare del tempo per andare in palestra. L'allenamento a casa permette loro di integrare l'esercizio nella loro routine senza doversi allontanare da casa.

- *3. Principianti*: Chi è nuovo all'allenamento o non si sente a proprio agio in un ambiente affollato può iniziare in modo graduale e sicuro a casa. Ciò consente di costruire una base solida prima di esplorare opzioni più impegnative.
- *4. Chi Cerca Comodità*: Coloro che preferiscono allenarsi in un ambiente familiare e rilassato troveranno che l'allenamento a casa offre un livello di comfort difficile da replicare altrove.
- *5. Persone con Limitazioni di Mobilità*: L'allenamento a casa può essere adattato per soddisfare le esigenze delle persone con limitazioni di mobilità o altre condizioni fisiche.
- **Superamento delle Sfide**

Anche se l'allenamento a casa offre numerosi vantaggi, è importante riconoscere che possono sorgere sfide lungo il percorso. Alcune di queste sfide includono:

- *1. Disciplina Personale*: Allenarsi a casa richiede autodisciplina. Senza un ambiente strutturato come in una palestra, è necessario trovare la motivazione interna per impegnarsi regolarmente.
- *2. Spazio Limitato*: Potresti avere uno spazio limitato a casa, il che potrebbe richiedere un po' di creatività nell'organizzare il tuo spazio di allenamento. Tuttavia, con un po' di pianificazione, è possibile creare uno spazio funzionale.
- *3. Distrazioni Domestiche*: L'ambiente domestico può portare a distrazioni, come le faccende domestiche o il lavoro. È importante creare un'atmosfera in cui ci si concentri sull'allenamento senza essere distratti.
- *4. Varietà Limitata di Attrezzi*: Anche se puoi ottenere risultati impressionanti con pochi attrezzi, potresti sentire la mancanza della varietà di attrezzi che troveresti in una palestra. Tuttavia, esistono soluzioni creative per diversificare la tua routine.

In sintesi, l'allenamento a casa offre un'opportunità eccezionale per ottenere risultati di fitness senza dover lasciare la tua residenza. È adatto a una vasta gamma di persone, ma richiede impegno e pianificazione per superare le sfide potenziali. Nelle pagine successive di questo libro, esploreremo approfonditamente le varie sfaccettature dell'allenamento a casa, fornendo programmi, consigli e strategie per massimizzare i benefici di questa forma di fitness.

CAPITOLO 2: CREARE UNO SPAZIO DI ALLENAMENTO

Creare uno spazio di allenamento efficace è fondamentale per massimizzare i risultati dell'allenamento a casa. In questo capitolo, esploreremo l'importanza di un ambiente ben organizzato e sicuro per il tuo programma di allenamento.

- **Come Preparare il Tuo Spazio di Allenamento**
- *1. Scelta della Stanza Adeguata*: Scegli una stanza o un'area della casa che sia ben ventilata, luminosa e abbastanza spaziosa per eseguire gli esercizi in modo sicuro. Se possibile, evita spazi troppo affollati o angusti che potrebbero limitare la tua libertà di movimento.
- *2. Pulizia e Ordine*: Mantieni la tua area di allenamento pulita e ordinata. Rimuovi oggetti non correlati all'allenamento per evitare distrazioni. Una stanza ben tenuta creerà un ambiente piacevole e invitante.
- *3. Pavimento Adeguato*: Assicurati che il pavimento sia adatto all'allenamento. Se stai eseguendo esercizi a corpo libero o con attrezzi leggeri, un tappetino yoga o una superficie ammortizzata può essere sufficiente. Se stessi utilizzando pesi o attrezzi più pesanti, potresti considerare un pavimento protetto per evitare danni.
- *4. Illuminazione Adeguata*: La luce naturale è ideale, ma se non è disponibile, assicurati che l'area sia

ben illuminata. Una buona illuminazione ti aiuterà a mantenere una postura corretta e a evitare infortuni.

- *5. Specchio**: Un piccolo specchio può essere utile per controllare la tua tecnica durante l'esecuzione degli esercizi. Ti permette di monitorare la tua postura e apportare correzioni, se necessario.
- **Attenzione all'Organizzazione e alla Sicurezza**
- *1. Organizzazione degli Attrezzi*: Tieni tutti gli attrezzi organizzati e a portata di mano. Utilizza scaffali, ganci o contenitori per tenere gli attrezzi in ordine e ridurre il disordine.
- *2. Sicurezza degli Attrezzi*: Assicurati che gli attrezzi siano in buone condizioni e sicuri da utilizzare. Controlla regolarmente per assicurarti che non ci siano parti danneggiate o rotte che potrebbero causare incidenti.
- *3. Spazio Libero Intorno**: Mantieni uno spazio libero intorno all'area di allenamento. Questo ti consentirà di eseguire gli esercizi in modo sicuro senza rischiare di urtare oggetti circostanti.
- *4. Allarme Medico**: Tieni sempre a portata di mano un telefono o un allarme medico in caso di emergenza. Sebbene gli allenamenti a casa siano generalmente sicuri, è meglio essere preparati per qualsiasi eventualità.
- *5. Pavimento Antiscivolo*: Assicurati che il pavimento non sia scivoloso. Questo è particolarmente importante se stai eseguendo esercizi che richiedono stabilità. Un tappetino antiscivolo può essere una buona soluzione.
- *6. Ventilazione Adeguata*: Assicurati che la stanza sia ben ventilata. L'allenamento può farti sudare, quindi è importante avere una buona circolazione dell'aria per il tuo comfort.

In sintesi, la preparazione di uno spazio di allenamento adeguato è fondamentale per il successo del tuo programma di fitness a casa. Un ambiente ben organizzato e sicuro ti aiuterà a concentrarti meglio sull'allenamento e a minimizzare i rischi di infortuni. Una volta che hai creato un ambiente accogliente e funzionale, sei pronto per iniziare a seguire i programmi di allenamento che esploreremo nei capitoli successivi.

CAPITOLO 3: FONDAMENTI DELL'ALLENAMENTO

L'allenamento efficace va oltre la semplice esecuzione di esercizi. Questo capitolo ti guiderà attraverso i fondamenti essenziali dell'allenamento, compresi il riscaldamento, lo stretching, la postura corretta e la tecnica di esecuzione. Comprendere questi elementi è cruciale per ottenere risultati ottimali e prevenire infortuni.

- **Importanza del Riscaldamento e dello Stretching**

Prima di iniziare qualsiasi sessione di allenamento, è fondamentale dedicare del tempo al riscaldamento e allo stretching. Questi due elementi preparano il tuo corpo sia mentalmente che fisicamente per l'allenamento intenso che seguirà.

- *1. Riscaldamento*: Il riscaldamento coinvolge il tuo corpo in movimenti leggeri e aerobici per aumentare gradualmente la frequenza cardiaca e la circolazione sanguigna. Ciò permette ai tuoi muscoli di riscaldarsi e alle articolazioni di prepararsi per l'attività fisica. Esempi di riscaldamento includono la corsa leggera, il salto sulla corda o il ciclismo a bassa intensità. Il riscaldamento riduce il rischio di lesioni e migliora la tua prestazione durante l'allenamento.
- *2. Stretching*: Dopo il riscaldamento, dedica del

tempo allo stretching dinamico. Gli esercizi di stretching aiutano ad aumentare la flessibilità muscolare e migliorare la gamma di movimento delle articolazioni. Esegui movimenti controllati e fluidi che coinvolgono diverse parti del corpo. È importante evitare lo stretching statico (mantenere una posizione di allungamento per lunghi periodi) prima dell'allenamento, poiché potrebbe ridurre temporaneamente la potenza muscolare.

- **Corretta Postura e Tecnica**

La postura corretta e la tecnica di esecuzione sono fondamentali per garantire che gli esercizi siano sicuri ed efficaci. Prestare attenzione a questi aspetti aiuta a prevenire lesioni e ottimizza i risultati.

- *1. Postura*: Mantenere una buona postura durante gli esercizi è essenziale. Una postura corretta allinea la colonna vertebrale e distribuisce il carico in modo uniforme su muscoli e articolazioni. Assicurati di tenere la testa alta, le spalle indietro e il torace aperto. Evita di incurvarsi o affondare in avanti.
- *2. Tecnica di Esecuzione*: La tecnica di esecuzione corretta coinvolge il movimento controllato e preciso dell'intero corpo. Esegui ogni esercizio lentamente, concentrandoti sulla contrazione muscolare e sulla respirazione. Evita di utilizzare slanci o movimenti incontrollati, che possono aumentare il rischio di infortuni.
- *3. Respirazione*: Respira in modo coerente durante l'esecuzione degli esercizi. In generale, inspira durante la fase meno impegnativa dell'esercizio e espira durante la fase più impegnativa. Una corretta respirazione fornisce al tuo corpo l'ossigeno necessario per sostenere l'attività fisica.
- *4. Modifiche degli Esercizi*: Adatta gli esercizi alle tue capacità e ai tuoi limiti. Se un esercizio risulta troppo

difficile o troppo facile, apporta le modifiche necessarie. Questo ti permetterà di progredire gradualmente senza mettere a rischio la tua sicurezza.

- In sintesi, i fondamenti dell'allenamento includono il riscaldamento, lo stretching, la postura corretta e la tecnica di esecuzione. Questi elementi sono cruciali per massimizzare l'efficacia dell'allenamento e prevenire infortuni. Investire tempo nella preparazione e nell'esecuzione corretta ti aiuterà a costruire una base solida per il tuo programma di fitness a casa. Nelle prossime sezioni, esploreremo esercizi specifici e programmi di allenamento che potrai integrare nella tua routine.

Ecco una tabella riassuntiva dello stretching con esempi ed esercizi per vari gruppi muscolari. Ricorda che lo stretching dovrebbe essere dinamico prima dell'allenamento e statico dopo l'allenamento. Assicurati di eseguire gli esercizi con movimenti controllati e senza dolore e di mantenere ogni posizione di allungamento statico per 15-30 secondi.

Gruppo Muscolare	Esercizio Dinamico	Esercizio Statico
Parte Superiore del Corpo	- Braccia a molle: ruota le braccia in avanti e indietro per aumentare la circolazione.	- Allungamento del tricipite: porta il braccio destro sopra la testa e piega il gomito, spingendo delicatamente il gomito con la mano sinistra. Ripeti con l'altro braccio.
Parte Inferiore del Corpo	- Ginocchia al petto: alternando le gambe, porta una ginocchia verso il	- Allungamento del quadricipite: piega una gamba dietro di te e afferra la

	petto.	caviglia con la mano corrispondente, spingendo delicatamente il piede verso i glutei. Ripeti con l'altro lato.
Colonna Vertebrale	- Rotazione del busto: ruota il busto da un lato all'altro.	- Flessione del busto: in piedi, piega il busto in avanti, cercando di raggiungere le mani verso il pavimento o le caviglie.
Gambe e Glutei	- Allungamento dell'adduttore: apri le gambe lateralmente e piega il corpo da un lato, sentendo un leggero stiramento nell'interno coscia.	- Allungamento del flessore dell'anca: piega una gamba davanti a te in modo che il ginocchio sia a 90 gradi e l'altra gamba estesa dietro. Inclina il bacino in avanti per sentire uno stiramento nell'area dell'anca. Ripeti con l'altro lato.
Muscoli Posteriori della Coscia	- Ginocchio al petto con rotazione dell'anca: porta un ginocchio al petto e ruota delicatamente il ginocchio da un lato all'altro.	- Allungamento del tendine di Achille: metti un piede avanti e piega leggermente il ginocchio, estendendo l'altro piede dietro di te. Spingi il

tallone del piede posteriore

12

		verso il pavimento. Ripeti con l'altro piede.
Spalle e Collo	- Rotazione del collo: ruota delicatamente la testa da un lato all'altro.	- Allungamento del collo: abbassa una spalla verso il petto e inclina delicatamente la testa verso l'altro lato. Ripeti con l'altro lato.

Ricorda che ogni esercizio di stretching dovrebbe essere eseguito con cura e rispetto per il tuo corpo. Evita di forzare i movimenti e ascolta sempre il tuo corpo.

CAPITOLO 4: ATTREZZI ESSENZIALI A CASA

Quando si tratta di allenamento a casa, avere attrezzi appropriati può fare la differenza tra una routine di successo e un'esperienza insoddisfacente. In questo capitolo, esploreremo tre attrezzi essenziali che possono migliorare la tua esperienza di allenamento a casa: tappetini yoga, fasce elastiche e bilancieri leggeri. Imparerai come utilizzare ciascun attrezzo in modo efficace per ottenere risultati ottimali.

- **Tappetini Yoga**

I tappetini yoga sono uno dei primi attrezzi che dovresti considerare per il tuo spazio di allenamento a casa. Questi tappetini spessi e morbidi offrono un'area comoda su cui eseguire esercizi a corpo libero, yoga, stretching e esercizi di stabilità. Ecco alcuni dei benefici dei tappetini yoga:

- *1. Comfort e Supporto*: I tappetini yoga offrono un'ammortizzazione extra per le articolazioni, rendendo gli esercizi a terra più comodi e riducendo l'impatto sul corpo.
- *2. Stabilità*: I tappetini antiscivolo forniscono una superficie stabile su cui eseguire esercizi che richiedono un equilibrio o una posizione statica.
- *3. Versatilità*: Oltre agli esercizi di yoga, puoi utilizzare il tappetino per una varietà di esercizi, come sit-up, plank, push-up e molto altro.
- **Fasce Elastiche**

Le fasce elastiche, note anche come bande elastiche o bande di resistenza, sono uno strumento versatile e potente per l'allenamento a casa. Queste fasce di gomma o lattice offrono resistenza regolabile e possono essere utilizzate per esercizi di tonificazione, forza e mobilità. Ecco alcuni dei vantaggi delle fasce elastiche:

- *1. Adattabilità*: Le fasce elastiche sono disponibili in diverse resistenze, consentendoti di regolare l'intensità dell'allenamento in base alle tue esigenze e al tuo livello di fitness.
- *2. Allenamento Completo*: Puoi utilizzare le fasce per esercizi che coinvolgono sia la parte superiore che quella inferiore del corpo, creando una sessione di allenamento completa.
- *3. Portabilità*: Le fasce elastiche sono leggere e compatte, quindi puoi portarle ovunque tu vada. Sono ideali anche per gli allenamenti in viaggio.
- **Bilancieri Leggeri**

I bilancieri leggeri sono una scelta eccellente per chi vuole aggiungere un po' di resistenza ai propri esercizi a casa. Questi bilancieri, che di solito variano da 1 a 5 kg, possono essere utilizzati per esercizi di forza e di tonificazione. Ecco perché i bilancieri leggeri possono essere un'aggiunta preziosa al tuo spazio di allenamento:

- *1. Progressione Graduale*: I bilancieri leggeri sono ottimi per i principianti e per coloro che cercano una progressione graduale nell'allenamento con i pesi.

- *2. Tonificazione Muscolare*: L'uso di bilancieri leggeri ti consente di focalizzarti sulla tonificazione muscolare senza dover sollevare pesi eccessivamente pesanti.
- *3. Variazione di Esercizi*: I bilancieri leggeri possono essere utilizzati per una varietà di esercizi, come bicipiti curl, sollevamenti laterali, squat con bilanciere e molto altro.
- In conclusione, i tappetini yoga, le fasce elastiche e i bilancieri leggeri sono attrezzi essenziali per l'allenamento a casa. Ogni attrezzo offre vantaggi unici che possono migliorare la tua routine di fitness e consentirti di variare gli esercizi per ottenere risultati ottimali. Con l'uso appropriato di questi attrezzi, puoi creare un programma di allenamento a casa completo ed efficace. Nelle sezioni successive, esploreremo esercizi specifici che puoi eseguire con ciascun attrezzo per lavorare su diversi gruppi muscolari e obiettivi di fitness.

CAPITOLO 5: ALLENAMENTO A CORPO LIBERO: PARTE SUPERIORE DEL CORPO

L'allenamento a corpo libero è una forma efficace di esercizio che ti consente di potenziare e tonificare la parte superiore del corpo senza l'uso di attrezzi. Questo capitolo ti guiderà attraverso una serie di esercizi mirati per petto, spalle e braccia, e ti aiuterà a creare una routine equilibrata che coinvolge tutti questi gruppi muscolari in modo efficace.

Esercizi per Petto, Spalle e Braccia

- *1. **Flessioni (Push-Ups)**: Le flessioni sono un esercizio classico che coinvolge petto, spalle e tricipiti. Esegui flessioni con le mani posizionate leggermente più larghe delle spalle per coinvolgere maggiormente il petto, mentre una posizione delle mani più stretta mette più enfasi sui tricipiti.
- *2. **Plank (Plank)**: Anche se è un esercizio di stabilità del core, il plank coinvolge anche i muscoli delle spalle, del petto e dei tricipiti per mantenere la posizione.
- *3. **Dips tra le Sedi (Chair Dips)**: Utilizza una sedia stabile per eseguire i dips tra le sedi. Questo

esercizio lavora sui tricipiti, dando anche un leggero coinvolgimento ai muscoli delle spalle.

- *4. **Flessioni a Parete (Wall Push-Ups)**: Ideali per i principianti, le flessioni a parete sono una variazione delle flessioni tradizionali. Stai a una distanza dalla parete e spingi il corpo verso di essa. Questo coinvolge petto e spalle in modo meno intenso rispetto alle flessioni standard.
- *5. **Flessioni con Presa Stretta (Close-Grip Push-Ups)**: Esegui flessioni con le mani posizionate molto vicine tra loro. Questo esercizio mette un'enfasi maggiore sui tricipiti.
- *6. **Sollevamento delle Spalle (Shoulder Raises)**: Per le spalle, puoi eseguire sollevamenti laterali con il corpo fermo o con leggere bottiglie d'acqua come pesi. Questo esercizio mira alle deltoidi laterali.
- *7. **Flessioni Laterali (Side Plank)**: La variante del plank laterale coinvolge gli obliqui e le spalle. Mantieni la posizione su un lato del corpo, appoggiandoti su un gomito e sollevando i fianchi dal pavimento.
- *8. **Dips su Sbarra (Bar Dips)**: Se hai accesso a una sbarra orizzontale stabile, i dips su sbarra sono un eccellente esercizio per tricipiti e spalle.
- *9. **Flessioni Diamond (Diamond Push-Ups)**: Metti le mani insieme a formare un diamante sotto il petto. Questa variazione delle flessioni standard coinvolge intensamente i tricipiti.

Creazione di una Routine Equilibrata

Per creare una routine equilibrata per la parte superiore del corpo, è importante coinvolgere tutti i gruppi muscolari in modo adeguato. Ecco un esempio di routine che puoi seguire:

- *1. Flessioni: 3 serie da 10-15 ripetizioni *2. Plank: 3 serie da 30-60 secondi ciascuna *3. Sollevamenti Laterali: 3 serie da 12-15 ripetizioni *4. Dips tra le

Sedi: 3 serie da 8-12 ripetizioni *5. Flessioni a Parete: 3 serie da 12-15 ripetizioni

*6. Dips su Sbarra: 3 serie da 8-12 ripetizioni

- Assicurati di riposare tra le serie e di concentrarti sulla tecnica corretta per ogni esercizio. Aumenta gradualmente il peso, il numero di ripetizioni o la difficoltà degli esercizi man mano che migliora la tua forza e resistenza. L'obiettivo è creare un programma che stimoli efficacemente i muscoli, permettendo loro di adattarsi e crescere nel tempo.

In conclusione, l'allenamento a corpo libero per la parte superiore del corpo può essere altrettanto efficace quanto l'uso di attrezzi. Con una serie di esercizi mirati per petto, spalle e braccia, puoi creare una routine equilibrata che ti aiuti a tonificare e potenziare la parte superiore del corpo direttamente a casa tua. Nelle prossime sezioni, esploreremo esercizi specifici per la parte inferiore del corpo e programmi di allenamento più complessi.

Ecco una tabella riassuntiva con esempi di esercizi e un possibile programma settimanale per l'allenamento a corpo libero della parte superiore del corpo. Ricorda che questo è solo un esempio e puoi personalizzare il programma in base alle tue esigenze e al tuo livello di fitness.

Giorno	Esercizi	Set	Ripetizioni
Lunedì	- Flessioni	3	12-15
	- Plank	3	30-60 sec
	- Sollevamenti Laterali (con bottiglie d'acqua)	3	12-15
Martedì	- Dips tra le Sedi	3	8-12
	- Flessioni a Parete	3	12-15

Mercoledì	Riposo		
Giovedì	- Dips su Sbarra (se disponibile)	3	8-12
	- Flessioni Diamond	3	10-12
Venerdì	- Plank laterale (entrambi i lati)	3	30-45 sec
	- Sollevamenti Laterali	3	12-15
Sabato	- Dips tra le Sedi	3	8-12
	- Flessioni	3	12-15
Domenica	Riposo		

Note:

- Prima di ogni allenamento, assicurati di fare un riscaldamento leggero e di eseguire alcuni esercizi di stretching dinamico.
- Durante ogni esercizio, fai attenzione alla postura e alla tecnica corretta per evitare infortuni.

- Dopo ogni allenamento, esegui alcuni esercizi di stretching statico per rilassare i muscoli.
- Puoi aumentare gradualmente il numero di set, le ripetizioni o la difficoltà degli esercizi man mano che migliora la tua resistenza e forza.
- Assicurati di includere almeno un giorno di riposo completo per consentire ai muscoli di recuperare.

Questo programma settimanale è solo un esempio di come puoi organizzare il tuo allenamento a corpo libero per la parte superiore del corpo. Modificalo in base alle tue preferenze, al tuo livello di fitness e ai tuoi obiettivi. Inoltre, non dimenticare di bilanciare l'allenamento della parte superiore del corpo con esercizi per la parte inferiore e il core per ottenere una routine completa.

CAPITOLO 6: ALLENAMENTO A CORPO LIBERO: PARTE INFERIORE DEL CORPO

L'allenamento a corpo libero non riguarda solo la parte superiore del corpo; è altrettanto importante dedicare tempo ed energia all'allenamento della parte inferiore del corpo. In questo capitolo, esploreremo una serie di esercizi per gambe e glutei, nonché l'importanza dell'allenamento funzionale per migliorare la forza, la stabilità e la flessibilità della parte inferiore del corpo.

Esercizi per Gambe e Glutei

- *1. **Squat**: Lo squat è uno degli esercizi fondamentali per le gambe e i glutei. Posiziona i piedi allargati alla larghezza delle spalle, abbassati piegando le ginocchia e spingi i fianchi all'indietro come se stessi sedendoti su una sedia invisibile.
- *2. **Affondi**: Gli affondi coinvolgono le gambe in modo specifico, concentrandosi sulle cosce e sui glutei. Fai un passo avanti con una gamba, piegando entrambe le ginocchia per abbassarti verso il pavimento. Alterna le gambe.
- *3. **Jump Squat**: Questa variante avanzata degli squat prevede un salto esplosivo dopo aver eseguito lo

squat. Aiuta a migliorare la potenza delle gambe e l'esplosività.

- *4. **Step-Up**: Usa una sedia o un gradino stabile. Metti un piede sul gradino e spingiti verso l'alto, alternando le gambe. Questo esercizio lavora sulle gambe e sui glutei.

- *5. **Glute Bridge**: Sdraiati sulla schiena, piega le ginocchia e posiziona i piedi appena sotto di esse. Solleva i fianchi verso l'alto, contrarre i glutei mentre lo fai.

- *6. **Plie Squat**: Con i piedi più larghi delle spalle e le punte leggermente all'esterno, esegui uno squat abbassandoti verso il pavimento. Questo esercizio mette un'enfasi maggiore sui muscoli interni delle cosce.

- *7. **Burpees**: Anche se coinvolge l'intero corpo, i burpees sono un ottimo modo per stimolare gambe, glutei e core. Inizia in posizione eretta, fai uno squat, metti le mani a terra, fai un salto delle gambe all'indietro, fai una flessione, riporta le gambe al petto, quindi salta in piedi.

Allenamento Funzionale

L'allenamento funzionale mira a migliorare la forza, la mobilità e la coordinazione in modi che riflettano le attività quotidiane e sportive. Includere elementi di allenamento funzionale nella tua routine può aiutarti a ottenere una base solida per la parte inferiore del corpo. Ecco alcuni modi per incorporare l'allenamento funzionale:

- *1. **Movimenti Multidirezionali**: Includi esercizi che coinvolgono movimenti in diverse direzioni, come squat laterali, affondi laterali e salti laterali. Questi movimenti migliorano la stabilità e la mobilità.

- *2. **Allenamento a Circuiti**: Organizza una serie di esercizi in un circuito, alternando tra esercizi per gambe, glutei e altri gruppi muscolari. Questo migliora la resistenza e la forza complessiva.

- *3. **Esercizi Composti**: Gli esercizi composti coinvolgono più gruppi muscolari contemporaneamente. Ad esempio, gli squat coinvolgono gambe, glutei e core. Questi esercizi efficienti massimizzano il lavoro muscolare.

Programma di Allenamento a Corpo Libero: Parte Inferiore del Corpo

Ecco un esempio di programma di allenamento settimanale per la parte inferiore del corpo:

Giorno	Esercizi	Set	Ripetizioni
Lunedì	- Squat	3	12-15
	- Glute Bridge	3	12-15
Martedì	- Affondi (alternando le gambe)	3	10-12
	- Step-Up	3	10-12
Mercoledì	Riposo		
Giovedì	- Plie Squat	3	12-15
	- Burpees	3	8-10
Venerdì	- Jump Squat	3	10-12
	- Glute Bridge	3	12-15
Sabato	- Affondi Laterali (alternando le gambe)	3	10-12
	- Plie Squat	3	12-15
Domenica	Riposo		

Note:

- Assicurati di eseguire un riscaldamento adeguato prima di ogni allenamento.
- Mantieni la tecnica corretta per ogni esercizio per

evitare infortuni.

- L'allenamento funzionale può essere integrato in ogni sessione o dedicato a un giorno specifico.
- Aumenta gradualmente l'intensità degli esercizi man mano che il tuo livello di fitness migliora.
- Includi giorni di riposo per permettere al tuo corpo di recuperare.
- L'allenamento a corpo libero per la parte inferiore del corpo può aiutarti a sviluppare forza, potenza e stabilità. Personalizza il programma in base alle tue preferenze e obiettivi, assicurandoti di bilanciare l'allenamento della parte inferiore con esercizi per la parte superiore e il core.

CAPITOLO 7: CARDIO A CASA

L'allenamento cardio è un pilastro fondamentale per il fitness complessivo. Anche senza l'accesso a una palestra o attrezzature sofisticate, puoi ottenere un allenamento cardio efficace direttamente a casa tua. Questo capitolo esplorerà vari esercizi cardio ad alta intensità che puoi fare a casa e discuterà i benefici di tali allenamenti per la resistenza cardiovascolare e il dimagrimento.

Esercizi Cardio ad Alta Intensità a Casa

L'allenamento cardio ad alta intensità, noto anche come HIIT (High-Intensity Interval Training), prevede l'alternanza tra periodi di esercizio ad alta intensità e periodi di recupero attivo o riposo. Questo tipo di allenamento è noto per bruciare calorie, migliorare la resistenza e aumentare il metabolismo. Ecco alcuni esempi di esercizi cardio ad alta intensità che puoi fare a casa:

*1. **Corsa Stazionaria ad Alta Intensità**: Corri sul posto intensamente per 30-60 secondi, seguiti da 15-30 secondi di recupero attivo o riposo.

*2. **Jumping Jacks**: Esegui jumping jacks intensamente per 30-60 secondi, seguiti da 15- 30 secondi di recupero attivo o riposo.

Jumping Jacks:

I Jumping Jacks sono un esercizio cardio ad alta intensità che coinvolge tutto il corpo. Ecco come eseguirli:

Posizione Iniziale: Inizia in piedi, con le gambe unite e le braccia lungo i fianchi.

Movimento: Esegui un salto, aprendo le gambe lateralmente e alzando le braccia sopra la testa contemporaneamente. Le gambe dovrebbero essere leggermente piegate quando atterri.

Salto di Ritorno: Salta di nuovo, riunendo le gambe e abbassando le braccia lungo i fianchi.

Ripetizioni: Continua ad alternare il movimento di salto e il ritorno per la durata dell'esercizio. Puoi regolare la velocità e l'intensità in base alle tue esigenze.

*3. **Mountain Climbers**: In posizione di plank, alterna rapidamente le ginocchia verso il petto per 30-60 secondi, seguiti da 15-30 secondi di recupero attivo o riposo.

Mountain Climbers:

I Mountain Climbers sono un esercizio che coinvolge i muscoli delle gambe e del core. Ecco come eseguirli:

Posizione Iniziale: Inizia in posizione di plank, con le braccia tese, le mani appoggiate a terra sotto le spalle e il corpo allineato dalla testa ai piedi.

Movimento: Porta una gamba verso il petto piegando il ginocchio e alternala rapidamente con l'altra gamba, come se stessi correndo in posizione orizzontale.

Ritmo Continuo: Mantieni il ritmo costante, alternando le gambe velocemente come se stessi scalando una montagna orizzontalmente.

Ripetizioni: Puoi eseguire i Mountain Climbers per una durata specifica (ad esempio, 30-60 secondi) o un numero di ripetizioni.

*4. **Burpees**: Esegui burpees intensamente per 30-60 secondi, seguiti da 15-30 secondi di recupero attivo o riposo.

Burpees:

I Burpees sono un esercizio completo che coinvolge gambe, braccia, core e cardio. Ecco come eseguirli:

Posizione Iniziale: Inizia in piedi, con le braccia lungo i fianchi.

Movimento: Esegui un salto in alto, quindi atterra a terra piegando le ginocchia e posizionando le mani a terra davanti a te.

Posizione di Plank: Allunga le gambe all'indietro in una posizione di plank, mantenendo il corpo dritto e allineato.

Flessione: Esegui una flessione portando il petto vicino al terreno.

Salto in Posizione Squat: Da una posizione di plank, portati rapidamente in una posizione accovacciata.

Salto in Alto: Esegui un salto esplosivo in alto alzando le braccia sopra la testa.

Ripetizioni: Continua a eseguire l'intero movimento in sequenza fluida. Puoi regolare l'intensità e il ritmo in base alle tue capacità.

Ricorda sempre di eseguire una buona postura e di ascoltare il tuo corpo durante l'esecuzione di questi esercizi. Inizia con un ritmo che ti risulti comodo e gradualmente aumenta l'intensità man mano che migliora la tua forma fisica.

*5. **Jump Squats**: Esegui jump squats (squat con salto) intensamente per 30-60 secondi, seguiti da 15-30 secondi di recupero attivo o riposo.

*6. **Climbing Stairs**: Salta su e giù dalle scale (se disponibili) per 30-60 secondi, seguiti da 15-30 secondi di recupero attivo o riposo.

Benefici per la Resistenza e il Dimagrimento

L'allenamento cardio ad alta intensità offre numerosi benefici per la salute e la forma fisica:

*1. **Miglioramento della Resistenza Cardiovascolare**: L'allenamento cardio ad alta intensità aumenta la capacità del cuore e dei polmoni di fornire ossigeno ai muscoli, migliorando la tua resistenza cardiovascolare nel tempo.

*2. **Bruciare Calorie e Grasso**: Gli allenamenti HIIT bruciano un numero significativo di calorie durante e dopo l'allenamento, grazie all'effetto di post-combustione. Questo aiuta a supportare il dimagrimento.

*3. **Aumento del Metabolismo**: Gli allenamenti ad alta intensità possono aumentare il metabolismo basale, aiutandoti a bruciare più calorie anche a riposo.

*4. **Risparmio di Tempo**: Gli allenamenti HIIT sono efficienti poiché possono essere completati in un breve periodo di tempo, risparmiando tempo prezioso.

*5. **Preservazione della Massa Muscolare**: A differenza di alcuni tipi di allenamento cardio tradizionali, l'allenamento HIIT ha dimostrato di preservare la massa muscolare mentre brucia grasso.

*6. **Variazione e Divertimento**: Gli esercizi cardio ad alta intensità possono essere variati in molti modi, mantenendo l'allenamento interessante e stimolante.

Programma di Allenamento Cardio a Casa

Ecco un esempio di programma settimanale di allenamento cardio a casa:

Giorno	Esercizi	Intervallo
Lunedì	- Corsa Stazionaria ad Alta Intensità	30 sec di esercizio / 15 sec di recupero
Martedì	- Jumping Jacks	45 sec di esercizio / 20 sec di recupero
Mercoledì	Riposo	
Giovedì	- Mountain Climbers	40 sec di esercizio / 15 sec di recupero
Venerdì	- Burpees	30 sec di esercizio /

		20 sec di recupero
Sabato	- Jump Squats	50 sec di esercizio / 15 sec di recupero
Domenica	Riposo	

Note:

- Assicurati di riscaldarti prima di ogni allenamento cardio, con qualche minuto di movimenti leggeri e stretching dinamico.
- Puoi personalizzare il programma modificando l'intensità, il numero di serie o il rapporto tra esercizio e recupero.
- Ascolta il tuo corpo e adatta l'intensità dell'allenamento alle tue capacità.
- Include un po' di stretching statico o yoga leggero alla fine di ogni sessione per rilassare i muscoli.

L'allenamento cardio ad alta intensità a casa è una forma eccellente per migliorare la resistenza cardiovascolare, bruciare calorie e promuovere il dimagrimento. Questo tipo di allenamento è versatile e può essere adattato in base alle tue esigenze e ai tuoi obiettivi.

CAPITOLO 8: PROGRAMMI DI ALLENAMENTO PER PRINCIPIANTI

Iniziare un nuovo percorso di fitness può essere emozionante e stimolante, ma è fondamentale farlo in modo graduale e sostenibile. Questo capitolo ti guiderà attraverso un piano settimanale di allenamento per principianti, mettendo l'accento sulla gradualità e la progressione per ottenere risultati duraturi e minimizzare il rischio di infortuni.

Piano Settimanale per Principianti

Il seguente piano settimanale è stato creato appositamente per i principianti. Si concentra su una varietà di esercizi per il corpo intero e combina allenamento a corpo libero, esercizi cardio e giorni di riposo. Questo programma è flessibile e può essere adattato in base alle tue esigenze e ai tuoi obiettivi.

Giorno	Allenamento	Durata
Lunedì	Allenamento a Corpo Libero: Parte Superiore del Corpo	30-40 minuti
Martedì	Allenamento Cardio: Jumping	20-30 minuti

	Jacks, Mountain Climbers	
Mercoledì	Riposo o Attività Leggera (passeggiata, stretching)	20-30 minuti
Giovedì	Allenamento a Corpo Libero: Parte Inferiore del Corpo	30-40 minuti
Venerdì	Allenamento Cardio: Burpees, Corsa Stazionaria	20-30 minuti
Sabato	Allenamento Funzionale o Attività a Scelta	30-40 minuti
Domenica	Riposo o Attività Leggera (yoga, stretching)	20-30 minuti

Gradualità e Progressione

La gradualità è essenziale per i principianti, poiché permette al corpo di adattarsi e riduce il rischio di sovraccarico o infortuni. Ecco alcuni principi da tenere a mente mentre inizi il tuo programma di allenamento:

- **Inizia con la Giusta Intensità**: Scegli un livello di intensità che ti sfidi, ma che sia ancora raggiungibile. Non forzare troppo il tuo corpo all'inizio.
- **Progressione nel Tempo**: Man mano che migliorano la forza e la resistenza, aumenta gradualmente l'intensità, il numero di ripetizioni o il peso.
- **Ascolta il Tuo Corpo**: Presta attenzione alle sensazioni del tuo corpo. Se avverti dolore o disagio, interrompi

l'esercizio.

- **Riposo Adeguato**: Assicurati di includere giorni di riposo per permettere al tuo corpo di recuperare e guarire.
- **Varietà**: Varia gli esercizi e i tipi di allenamento per stimolare continuamente il corpo e prevenire la noia.

- **Focus sulla Tecnica**: Impara la tecnica corretta per ogni esercizio per evitare infortuni e massimizzare i benefici.
- **Registra i Progressi**: Tieni traccia dei tuoi allenamenti, delle ripetizioni e dei pesi utilizzati. Questo ti aiuterà a monitorare i progressi nel tempo.
- **Alimentazione e Idratazione**: Assicurati di mangiare in modo sano ed equilibrato e di rimanere idratato per supportare il tuo programma di allenamento.

Ricorda che ogni persona è diversa, quindi personalizza il programma in base alle tue capacità e obiettivi. Se fossi incerto su come eseguire determinati esercizi o sulla struttura del tuo programma, potresti voler consultare un professionista del fitness o un personal trainer.

Iniziare con un approccio graduale e ben pianificato è la chiave per costruire una base solida nel tuo percorso di fitness. Con il tempo e l'impegno costante, potrai raggiungere i tuoi obiettivi in modo sano e duraturo.

CAPITOLO 9: PROGRAMMI DI ALLENAMENTO INTERMEDI

Una volta consolidata una solida base di fitness, è il momento di spingere ulteriormente i tuoi limiti e affrontare nuove sfide. Questo capitolo si concentrerà sui programmi di allenamento intermedi, progettati per coloro che hanno già acquisito una base di forza e resistenza. Esploreremo anche l'introduzione dei sovraccarichi per stimolare ulteriormente i tuoi progressi.

Sfide per Chi Ha Già una Base di Fitness

Quando sei pronto a passare da un livello principiante a uno intermedio, è importante modificare il tuo programma di allenamento per continuare a ottenere risultati. Queste sono alcune sfide che puoi considerare:

- **Aumento dell'Intensità**: Aumenta gradualmente l'intensità degli esercizi aggiungendo pesi, ripetizioni o set.
- **Variazione degli Esercizi**: Introduci nuovi esercizi che coinvolgono diversi gruppi muscolari per stimolare la varietà e il progresso.
- **Allenamento a Circuiti**: Organizza esercizi in circuiti per lavorare su diversi gruppi muscolari in modo più dinamico.

- **Interval Training Avanzato**: Introdurre interval training più complessi e sfidanti con tempi di lavoro più lunghi e tempi di recupero più brevi.
- **Allenamento Funzionale Intenso**: Integra esercizi funzionali più avanzati che coinvolgono movimenti complessi.
- **Introduzione di Sovraccarichi**

L'introduzione dei sovraccarichi, come pesi o resistenza aggiuntiva, è fondamentale per continuare a far progredire i tuoi allenamenti intermedi. Ecco come farlo:

- **Pesistica**: Aggiungi pesi liberi o attrezzi come bilancieri e manubri per aumentare la resistenza nei tuoi allenamenti. Ad esempio, puoi eseguire squat con bilancieri o sollevamenti laterali con manubri leggeri.
- **Fasce Elastiche**: Le fasce elastiche offrono resistenza aggiuntiva e possono essere utilizzate in una varietà di esercizi, come affondi o curl bicipiti.
- **Zaino con Pesi**: Puoi indossare uno zaino con pesi aggiuntivi durante esercizi come flessioni o affondi per aumentare l'intensità.
- **Calistenica Avanzata**: Prova varianti avanzate di esercizi a corpo libero, come flessioni a una mano o flessioni diamante.
- **Sovraccarico Progressivo**: Aumenta gradualmente il peso o la resistenza nel tempo per continuare a sfidare i tuoi muscoli.

Programma di Allenamento Intermedio

Ecco un esempio di programma settimanale di allenamento intermedio:

Giorno	Allenamento	Durata

Lunedì	Allenamento a Corpo Libero: Parte Superiore del Corpo con sovraccarichi	40-50 minuti
Martedì	Allenamento Cardio ad Alta Intensità con sovraccarichi	25-35 minuti
Mercoledì	Riposo Attivo (Yoga, Stretching)	30 minuti
Giovedì	Allenamento a Corpo Libero: Parte Inferiore del Corpo con sovraccarichi	40-50 minuti
Venerdì	Allenamento Cardio: Interval Training Avanzato	25-35 minuti
Sabato	Allenamento Funzionale Intenso con sovraccarichi	40-50 minuti
Domenica	Riposo Completo o Attività Leggera	30 minuti

Note:

- Assicurati di riscaldarti adeguatamente prima di ogni allenamento.
- Introduce gradualmente i sovraccarichi e assicurati di utilizzare la tecnica corretta per evitare infortuni.
- L'allenamento funzionale può essere vario e coinvolgente, includendo movimenti complessi.

- Monitora i tuoi progressi e adatta il programma di conseguenza.
- Passare a un programma di allenamento intermedio richiede impegno e consapevolezza. Concentrati sulla progressione e sull'adattamento graduale, consentendo al tuo corpo di crescere in forza e resistenza in modo sicuro ed efficace.

CAPITOLO 10: PROGRAMMI DI ALLENAMENTO AVANZATI

Arrivare al livello avanzato del fitness richiede dedizione, impegno e la volontà di sfidare costantemente i tuoi limiti. In questo capitolo, esploreremo i programmi di allenamento avanzati, concentrati sull'allenamento a circuito ad alta intensità e sugli obiettivi di forza e definizione muscolare.

Allenamento a Circuito ad Alta Intensità

L'allenamento a circuito è una metodologia che coinvolge l'alternanza tra diversi esercizi, spesso focalizzati su gruppi muscolari diversi, con brevi periodi di recupero. Questo tipo di allenamento aiuta a migliorare la forza, la resistenza e la capacità cardiovascolare, tutto in un unico allenamento.

Vantaggi dell'Allenamento a Circuito:

- **Efficienza**: Massimizza il tempo di allenamento combinando esercizi per tutto il corpo in una sessione.
- **Bruciare Calorie**: L'allenamento a circuito aumenta il metabolismo e brucia calorie sia durante che dopo l'allenamento.
- **Forza e Resistenza**: L'alternanza tra esercizi di forza e cardio migliora entrambi gli aspetti.

- **Variazione**: L'allenamento a circuito offre varietà, evitando la noia e stimolando i muscoli in modi diversi.
- **Definizione Muscolare**: La combinazione di esercizi cardio e di forza può contribuire alla definizione muscolare.

Programma di Allenamento Avanzato a Circuito

Ecco un esempio di programma di allenamento avanzato a circuito per una settimana:

Giorno	Circuito	Durata
Lunedì	- Squat con Bilanciere - Pull-Ups - Burpees - Russian Twists - Corsa Stazionaria	4-5 circuiti, 40-50 minuti
Martedì	- Deadlift - Dips sui Soggetti - Jumping Lunges - Mountain Climbers - Corsa Sprint	4-5 circuiti, 40-50 minuti
Mercoledì	Riposo Attivo (Yoga, Stretching)	30-40 minuti
Giovedì	- Bench Press - Rowing con Bilanciere - Box Jumps - Plank Renegade Rows - Corsa Stazionaria	4-5 circuiti, 40-50 minuti
Venerdì	- Clean and Press	4-5 circuiti, 40-50

	  - Tricipiti a Corda - Lunges con Bilanciere -	minuti

	Side Plank Hip Raises - Corsa Sprint	
Sabato	- Circuito a Scelta (Allenamento Funzionale o Esercizi Composti)	4-5 circuiti, 40-50 minuti
Domenica	Riposo Completo o Attività Leggera	30-40 minuti

Obiettivi di Forza e Definizione Muscolare

Per raggiungere gli obiettivi di forza e definizione muscolare, l'allenamento avanzato deve essere attentamente pianificato. Ecco alcune strategie chiave:

- **Alzate Pesanti**: Introduce pesi più pesanti nei tuoi esercizi per stimolare la crescita muscolare. Assicurati che la tecnica sia impeccabile.
- **Periodizzazione**: Alterna fasi di carico (intensità e volume elevati) con fasi di scarico per ottimizzare i risultati e prevenire l'overtraining.
- **Nutrizione Adeguata**: Assicurati di alimentarti con una dieta ricca di proteine, carboidrati e grassi sani per sostenere la crescita muscolare e il recupero.
- **Riposo e Recupero**: Il recupero è cruciale. Assicurati di dormire bene e concediti giorni di riposo regolari.
- **Monitoraggio dei Progressi**: Tieni un diario dei tuoi allenamenti e misura periodicamente i tuoi progressi per adattare il programma di conseguenza.
- **Assunzione di Proteine**: Le proteine sono fondamentali per la crescita e il recupero muscolare. Assicurati di includere una quantità adeguata di proteine nella tua dieta.

L'allenamento avanzato richiede dedizione e impegno, ma

può portare a risultati straordinari in termini di forza, resistenza e definizione muscolare. Assicurati di ascoltare il tuo corpo e adattare il programma in base alle tue esigenze e ai tuoi obiettivi.

CAPITOLO 11: STRETCHING E MOBILITÀ

Il capitolo seguente esplorerà il ruolo fondamentale dello stretching e della mobilità all'interno di una routine di allenamento. Vedremo come lo stretching può contribuire al miglioramento della flessibilità e come gli esercizi di mobilità possono favorire il movimento articolare migliore e più ampio.

Ruolo dello Stretching nella Routine

Lo stretching è spesso trascurato ma è un componente vitale di un programma di fitness completo. Mentre l'allenamento di forza e il cardio costruiscono muscoli e resistenza cardiovascolare, lo stretching favorisce la flessibilità e il range di movimento articolare. Ecco perché lo stretching dovrebbe essere integrato nella tua routine:

- **Migliora la Flessibilità**: Lo stretching regolare allunga i muscoli e i tessuti connettivi, aumentando la gamma di movimento e migliorando la flessibilità.
- **Prevenzione degli Infortuni**: Muscoli e tessuti flessibili riducono il rischio di infortuni durante l'allenamento e la vita quotidiana.
- **Recupero Migliorato**: Dopo un allenamento intenso, lo stretching può aiutare ad alleviare la tensione muscolare e promuovere il recupero.

- **Miglior Postura**: Uno stretching adeguato può aiutare a migliorare la postura, riducendo i dolori associati.
- **Esercizi di Mobilità per il Miglioramento della Flessibilità**

Gli esercizi di mobilità sono specifici movimenti che coinvolgono articolazioni e muscoli in modi che imitano le attività quotidiane e migliorano il controllo motorio. Ecco alcuni esercizi di mobilità che puoi includere nella tua routine:

- **Ankle Circles**: Sdraiati supino e ruota le caviglie in cerchi completi, prima in senso orario e poi antiorario. Questo migliora la mobilità delle caviglie.
- **Hip Circles**: In piedi o sdraiato supino, ruota un'anca alla volta in cerchi, in entrambe le direzioni, per migliorare la mobilità dell'anca.
- **Shoulder Dislocates**: Con una bacchetta o un asciugamano, afferra le estremità e alza le braccia sopra la testa, quindi abbassale dietro la schiena. Questo migliora la mobilità delle spalle.
- **Spine Mobility**: Sdraiati supino, piega le ginocchia e fai oscillare dolcemente le ginocchia da un lato all'altro, migliorando la mobilità della colonna vertebrale.
- **Deep Squat Hold**: Accovacciati il più in profondità possibile, mantenendo i talloni a terra e le mani in preghiera. Questo migliora la mobilità delle anche e delle ginocchia.

Integrazione dello Stretching e della Mobilità nella Routine

Aggiungi sessioni di stretching e mobilità alla tua routine settimanale. Puoi dedicare 10- 15 minuti al giorno o effettuare sessioni più lunghe 2-3 volte alla settimana. Ecco un esempio di come potresti integrare lo stretching e la mobilità:

Giorno	Attività	Durata

Lunedì	Allenamento Principale	60 minuti
Martedì	Cardio e Stretching di Base	40 minuti
Mercoledì	Allenamento di Forza	60 minuti
Giovedì	Cardio e Esercizi di Mobilità	40 minuti
Venerdì	Allenamento Principale	60 minuti
Sabato	Riposo Attivo e Stretching	30-40 minuti
Domenica	Allenamento di Forza e Mobilità	60 minuti

Note:

- Effettua ogni esercizio di mobilità in modo lento e controllato, senza forzare e senza dolore.
- Mantieni lo stretching in modo statico per 15-30 secondi in ciascuna posizione.
- Fai attenzione a riscaldarti prima di iniziare esercizi di mobilità per evitare lesioni.
- Incorporando lo stretching e gli esercizi di mobilità nella tua routine, puoi migliorare la flessibilità e la mobilità articolare, creando un corpo forte, agile e resistente agli infortuni.

CAPITOLO 12: ALIMENTAZIONE E NUTRIZIONE

L'alimentazione è un elemento fondamentale nel mondo del fitness e dell'allenamento. Ogni singolo pasto che consumi può avere un impatto significativo sulla tua performance, recupero e progressi complessivi. In questo capitolo, esploreremo l'importanza cruciale dell'alimentazione e della nutrizione per ottimizzare la tua prestazione fisica e forniremo esempi di piani alimentari equilibrati che si adattano a vari obiettivi di fitness.

Importanza dell'Alimentazione nella Performance

L'alimentazione gioca un ruolo centrale nell'influenzare la tua performance durante l'allenamento. I nutrienti che assumi prima, durante e dopo l'attività fisica influenzano la tua energia, la resistenza, la forza e il recupero. Ecco come l'alimentazione impatta la tua performance:

- **Fornitura di Energia**: I carboidrati sono la principale fonte di energia per l'attività fisica. Consumarli in modo appropriato prima dell'allenamento può migliorare la tua energia e resistenza durante l'attività.
- **Recupero Muscolare**: Le proteine sono i mattoni fondamentali per la riparazione e la crescita muscolare. Assicurarsi di consumare proteine di alta qualità dopo l'allenamento è essenziale per

favorire il recupero muscolare.

- **Idratazione Adeguata**: L'acqua è essenziale per regolare la temperatura corporea, mantenere l'equilibrio elettrolitico e sostenere la performance ottimale.
- **Supporto Immunitario**: Una dieta equilibrata e ricca di vitamine e minerali può sostenere il sistema immunitario, riducendo il rischio di malattie e preservando la tua capacità di allenarti costantemente.
- **Gestione del Peso**: L'alimentazione gioca un ruolo significativo nella gestione del peso corporeo, che può avere un impatto diretto sulla tua performance complessiva.

Piani Alimentari Equilibrati per Vari Obiettivi

Gli obiettivi di fitness variano da persona a persona. Alcuni potrebbero essere focalizzati sulla perdita di peso, mentre altri cercano di guadagnare massa muscolare o semplicemente desiderano mantenere un livello generale di salute e forma fisica. Ecco alcuni esempi di piani alimentari equilibrati che si adattano a vari obiettivi:

- **Perdita di Peso**: Se il tuo obiettivo è la perdita di peso, concentrati su un deficit calorico moderato. Aumenta il consumo di verdure, proteine magre e fonti di fibre. Limita l'assunzione di cibi ad alta densità calorica e zuccheri raffinati. Un esempio di pasto potrebbe essere un'insalata con petto di pollo grigliato, quinoa e una varietà di verdure colorate.
- **Guadagno di Massa Muscolare**: Se stessi cercando di aumentare la massa muscolare, dovresti fornire al tuo corpo un surplus calorico per sostenere la crescita muscolare. Aumenta l'apporto proteico per favorire il recupero muscolare e includi fonti di carboidrati complessi come riso integrale e patate dolci. Un esempio di pasto potrebbe essere un salmone al

forno, riso integrale e broccoli.

- **Mantenimento e Fitness Generale**: Per coloro che cercano di mantenere un livello generale di forma fisica o migliorare il fitness, è importante bilanciare i macronutrienti per soddisfare le tue esigenze caloriche. Scegli alimenti integrali e variati, inclusi proteine magre, carboidrati complessi e grassi sani. Assicurati di fornire al tuo corpo un adeguato apporto di vitamine e minerali. Un esempio di pasto potrebbe essere una porzione di quinoa con fagioli neri, avocado e salsa di pomodoro fresco.

- **Atleti di Resistenza**: Gli atleti di resistenza hanno bisogno di un apporto extra di carboidrati per sostenere l'energia durante l'attività prolungata. Assicurati di includere fonti di proteine magre per il recupero e mantieni un adeguato apporto di liquidi ed elettroliti durante l'allenamento. Un esempio di pasto potrebbe essere pasta integrale con pollo e una varietà di verdure.

Considerazioni Chiave:

- L'equilibrio è fondamentale. Evita di escludere interi gruppi alimentari a meno che non sia raccomandato da un professionista della salute.
- Consulta un nutrizionista o un dietologo per personalizzare il tuo piano alimentare in base alle tue esigenze e obiettivi specifici.
- L'idratazione è cruciale. Bevi acqua regolarmente durante l'allenamento e nel corso della giornata.
- L'alimentazione è una componente essenziale del tuo viaggio di fitness. La scelta consapevole degli alimenti può contribuire in modo significativo a massimizzare la tua performance, facilitare il recupero e ottenere risultati duraturi.

CAPITOLO 13: PIANIFICAZIONE DEI PASTI

La pianificazione dei pasti è un elemento cruciale per il successo nel fitness e nell'allenamento. Un piano alimentare ben strutturato non solo ti aiuta a raggiungere i tuoi obiettivi di fitness, ma contribuisce anche al mantenimento di una dieta equilibrata e sana. In questo capitolo, esploreremo l'importanza della creazione di piani alimentari settimanali e forniremo idee per snack salutari che possono supportare efficacemente la tua routine di allenamento.

Creazione di Piani Alimentari Settimanali

La pianificazione dei pasti settimanali ti consente di evitare scelte alimentari impulsiva e ti assicura di consumare una dieta equilibrata. Ecco come puoi creare un piano alimentare efficace:

- **Definisci gli Obiettivi**: Stabilisci gli obiettivi di fitness e nutrizione che desideri raggiungere. La tua pianificazione alimentare dovrebbe essere in linea con questi obiettivi.
- **Calcola l'Apporto Calorico**: Determina il tuo fabbisogno calorico giornaliero in base al tuo obiettivo (perdita di peso, guadagno muscolare, mantenimento). Assicurati di creare un deficit o un surplus calorico se necessario.
- **Distribuzione dei Macronutrienti**: Bilancia i tuoi macronutrienti (proteine, carboidrati e grassi) in

modo equilibrato. Ad esempio, cerca di includere una buona quantità di proteine magre, carboidrati complessi e grassi sani.

- **Scegli Fonti di Alimenti Nutrienti**: Includi una varietà di alimenti integrali, come verdure, frutta, proteine magre, cereali integrali e grassi sani.
- **Pianifica i Pasti**: Crea un elenco di pasti per ogni giorno della settimana, inclusi colazione, pranzo, cena e spuntini. Assicurati che ogni pasto contenga una combinazione di proteine, carboidrati e grassi.
- **Prepara con Anticipo**: Prepara i pasti con anticipo, se possibile. Ciò riduce lo stress e ti assicura che avrai sempre cibo sano a portata di mano.
- **Flessibilità**: Lasciati un po' di flessibilità nel piano alimentare per adattarti a situazioni impreviste o occasionali indulgenze.
- **Snack Salutari per Supportare l'Allenamento**
- Gli snack salutari sono essenziali per mantenere i livelli di energia durante l'allenamento e per garantire un recupero adeguato. Ecco alcune idee per snack nutrienti:
- **Mandorle o Noci**: Forniscono proteine, grassi sani e fibre, che aiutano a mantenere stabili i livelli di zucchero nel sangue.
- **Frutta Fresca con Yogurt Greco**: La frutta offre carboidrati naturali e lo yogurt greco fornisce proteine e probiotici benefici.
- **Barrette Proteiche Fatte in Casa**: Prepara barrette proteiche fatte in casa con ingredienti come avena, proteine in polvere, burro di arachidi e miele.
- **Uova Sode**: Le uova sono una fantastica fonte di proteine e nutrienti essenziali.
- **Verdure Tagliate con Hummus**: Le verdure forniscono fibre e vitamine, mentre l'hummus aggiunge proteine e grassi sani.

- **Frutta Secca e Semi**: Una combinazione di frutta secca e semi fornisce energia duratura grazie ai carboidrati e ai grassi.
- **Smoothie Proteico**: Prepara uno smoothie con proteine in polvere, frutta, verdure e liquidi come acqua o latte vegetale.

Considerazioni Chiave:

- Sii consapevole delle porzioni e degli apporti calorici degli snack.
- Scegli snack che forniscono una combinazione di proteine, carboidrati e grassi.
- Assicurati di bere abbastanza acqua durante la giornata per rimanere idratato.
- La pianificazione dei pasti e la scelta di snack nutrienti sono passi essenziali verso il raggiungimento dei tuoi obiettivi di fitness. Un piano ben pianificato ti consente di soddisfare le esigenze nutrizionali del tuo corpo e di sostenere la tua routine di allenamento in modo ottimale.

Ecco un esempio di piano alimentare settimanale con esempi di piatti per una dieta equilibrata. Tieni presente che le porzioni e le calorie dipendono dalle tue esigenze individuali, quindi è importante adattare questo piano alle tue necessità.

Programma Alimentare Settimanale

Giorno	Colazione	Spuntino	Pranzo	Spuntino	Cena
Lunedì	Frullato Proteico con Banana,	Mandorle	Insalata di Pollo con Verdure miste e	Yogurt Greco con Frutta	Salmone al Forno con Quinoa e

	Spinaci, Proteine in Polvere e Latte di Mandorla		Vinaigrett e Leggera		Asparagi
Martedì	Uova Strapazzate con Spinaci e Pomodori	Carote con Hummus	Wrap di Tacchino con Lattuga, Pomodori e Senape	Frutta Fresca	Pollo al Curry con Riso Integrale
Mercoledì	Porridge di Avena con Frutta Secca e Noci	Smoothie di Frutta con Yogurt Greco	Insalata di Quinoa con Ceci, Cetrioli e Feta	Mandorle	Braciola di Maiale con Patate al Forno e Broccoli
Giovedì	Pancakes Proteici con Frutta Fresca	Frutta Secca	Insalata di Tonno con Spinaci, Uova Sode e Olive	Verdure Tagliate con Hummus	Tofu al Curry con Verdure e Riso Integrale
Venerdì	Yogurt con Muesli, Frutta e Noci	Smoothie Proteico con Spinaci, Banana e Latte di Cocco	Wrap Vegano con Hummus, Avocado e Verdure	Mandorle	Pesce alla Griglia con Quinoa e Asparagi

Sabato	Frittata con Verdure e Formaggio	Carote	Insalata di Pollo alla Caesar con Pollo Grigliato, Lattuga e Croutons Integrali	Frutta Fresca	Bistecca di Manzo con Patate Dolci e Fagiolini
Domenica	Toast Integrale con Avocado e Uova in Camicia	Mix di Frutta Secca	Pasta Integrale con Pomodoro, Spinaci e Pollo	Yogurt Greco con Noci	Salmone alla Griglia con Quinoa e Zucchine

Note:

- Gli spuntini possono includere una piccola porzione di proteine magre, grassi sani o frutta fresca.
- Assicurati di bere abbondante acqua durante tutta la giornata.
- Adatta le porzioni e le calorie in base alle tue esigenze individuali e ai tuoi obiettivi.
- Consulta un professionista della salute o un nutrizionista per ottenere un piano alimentare personalizzato.

Questo è solo un esempio di piano alimentare settimanale. Puoi variare gli alimenti e le porzioni in base alle tue preferenze e alle tue esigenze specifiche. L'obiettivo è consumare una varietà di alimenti nutrienti che ti forniscano l'energia necessaria per sostenere le tue attività di allenamento e la tua salute generale.

CAPITOLO 14: MONITORAGGIO E PROGRESSI

Registrare i tuoi progressi di allenamento è fondamentale per valutare il tuo sviluppo, mantenere la motivazione e adattare efficacemente il tuo programma di allenamento. In questo capitolo, esploreremo l'importanza del monitoraggio dei progressi di allenamento e come adattare i programmi in base ai risultati che ottieni.

Registrazione dei Progressi di Allenamento

Tenere traccia dei tuoi progressi ti fornisce dati tangibili per valutare l'efficacia del tuo programma di allenamento. Ecco alcuni modi per registrare i tuoi progressi:

- **Diario di Allenamento**: Tieni un diario in cui annoti gli esercizi, le ripetizioni, i set e i pesi utilizzati per ogni sessione di allenamento. Questo ti permette di vedere l'aumento di forza e resistenza nel tempo.
- **Misurazioni del Corpo**: Effettua misurazioni del corpo come peso, circonferenza vita, fianchi, braccia e gambe. Queste misurazioni possono rivelare cambiamenti nel tuo corpo non sempre visibili in uno specchio.
- **Foto di "Prima" e "Dopo"**: Scatta foto prima di iniziare il programma e scatta regolarmente foto di riferimento. Le immagini possono mostrare cambiamenti visivi che potresti non notare giorno per giorno.

- **Test di Performance**: Effettua test di performance periodici, come test di resistenza, velocità o flessibilità, per vedere miglioramenti oggettivi.
- **Registro di Sensazioni**: Annota come ti senti durante e dopo l'allenamento. Questo può aiutarti a identificare eventuali modelli o cambiamenti nel tuo benessere generale.

Adattamento dei Programmi in Base ai Risultati

Una volta che hai raccolto dati significativi attraverso il monitoraggio, è importante adattare il tuo programma di allenamento in base ai risultati ottenuti. Ecco come farlo in modo efficace:

- **Analizza i Dati**: Esamina i tuoi dati di allenamento e i risultati ottenuti. Cerca miglioramenti nella forza, nella resistenza o nelle misurazioni del corpo.
- **Celebra i Successi**: Riconosci i tuoi successi e gli obiettivi raggiunti. Questo può contribuire a mantenere alta la motivazione.
- **Identifica le Aree di Miglioramento**: Analizza anche le aree in cui potresti non aver ottenuto i risultati desiderati. Questo ti aiuterà a identificare punti deboli che potresti voler affrontare.
- **Modifica il Programma**: In base ai dati raccolti, apporta modifiche al tuo programma di allenamento. Potresti aumentare i pesi, variare gli esercizi o regolare l'intensità.
- **Obiettivi Aggiornati**: Imposta nuovi obiettivi basati sui tuoi progressi attuali. Questo ti darà un senso di direzione e motivazione.
- **Riposo e Recupero**: Assicurati di includere periodi di riposo e recupero nel tuo programma. Il recupero è essenziale per permettere al tuo corpo di adattarsi e migliorare.

- **Consulenza Professionale**: Se possibile, consulta un personal trainer o un esperto in fitness. Questi professionisti possono aiutarti a interpretare i dati di monitoraggio e a regolare il tuo programma in modo ottimale.

L'adattamento del tuo programma di allenamento in base ai tuoi progressi è una parte fondamentale del successo nel raggiungimento dei tuoi obiettivi. Il monitoraggio costante e l'aggiornamento del programma ti consentono di mantenere la sfida e il progresso continui, contribuendo a massimizzare i tuoi risultati complessivi.

CAPITOLO 15: MANTENERE LA MOTIVAZIONE

La motivazione è una risorsa preziosa nel mondo dell'allenamento, ma può essere sfidante da mantenere nel lungo termine. In questo capitolo, esploreremo come affrontare la mancanza di motivazione e forniremo strategie efficaci per rimanere costanti nel tuo percorso di allenamento.

Affrontare la Mancanza di Motivazione

La mancanza di motivazione è una sfida comune che molti affrontano durante il loro percorso di fitness. Ecco alcune strategie per affrontare questo problema:

- **Ricorda il "Perché"**: Ripensa ai motivi per cui hai iniziato il tuo percorso di allenamento. Focalizzarti sugli obiettivi iniziali può ravvivare la tua motivazione.
- **Ridefinisci gli Obiettivi**: Se gli obiettivi sembrano troppo distanti o irraggiungibili, spezzali in traguardi più piccoli. Questo ti permette di celebrare successi intermedi e di mantenere l'impegno.
- **Varietà nell'Allenamento**: Cambiare regolarmente la tua routine di allenamento può prevenire la noia e stimolare la motivazione. Prova nuovi esercizi, modalità di allenamento o attività diverse.
- **Coinvolgi un Partner di Allenamento**: Allenarsi con

un amico o un partner può rendere l'esperienza più divertente e sociale. L'accountability reciproca può aumentare la motivazione.

- **Ricerca di Ispirazione**: Leggi libri, guarda video o ascolta podcast che trattano di fitness e successi di altre persone. Queste storie ispiratrici possono alimentare la tua motivazione.

Strategie per Rimanere Costanti nel Tempo

Mantenere la costanza nel tempo richiede impegno e strategie ben pensate. Ecco alcune strategie efficaci:

- **Pianificazione**: Pianifica i tuoi allenamenti in anticipo e segna le sessioni come appuntamenti non negoziabili nel tuo calendario.
- **Crea un Ambiente Favorabile**: Organizza il tuo spazio di allenamento in modo confortevole e invitante. Tieni gli attrezzi a portata di mano per ridurre le scuse.
- **Imposta Abitudini**: Collega l'allenamento a una routine quotidiana, come alzarti sempre alla stessa ora o allenarti subito dopo il lavoro.
- **Premia Te Stesso**: Stabilisci piccole ricompense per raggiungere obiettivi intermedi. Potrebbe essere un trattamento speciale o del tempo libero.
- **Visualizzazione Positiva**: Immagina te stesso raggiungere i tuoi obiettivi. La visualizzazione positiva può aumentare la fiducia e la motivazione.
- **Programma Variazioni**: Integra variazioni nel tuo programma di allenamento ogni poche settimane. Nuove sfide evitano la noia e stimolano il progresso.
- **Note di Progresso**: Tieni un diario dei progressi in cui annoti i tuoi miglioramenti. Questo ti aiuta a vedere quanto sei arrivato lontano.
- **Auto-Care Globale**: Ricorda che il benessere fisico è solo una parte dell'equazione. Fornire al tuo

corpo sonno adeguato, una dieta sana e gestire lo stress contribuisce a mantenere la motivazione complessiva.

Consulenza Esterna: Se la mancanza di motivazione è persistente, considera di rivolgerti a un coach o a un terapista che possa aiutarti a esplorare le ragioni alla base e sviluppare strategie personalizzate.

Mantenere la motivazione è una sfida che richiede impegno costante. Utilizzando queste strategie, puoi superare i momenti difficili e mantenere la costanza nel perseguire i tuoi obiettivi di fitness nel lungo termine.

CAPITOLO 16: VITA ATTIVA E STILE DI VITA SOSTENIBILE

Mantenere un livello costante di attività fisica e abbracciare uno stile di vita salutare sono fondamentali per raggiungere e mantenere il benessere complessivo. In questo capitolo, esploreremo approfonditamente come integrare l'attività fisica nella vita quotidiana e creare un'abitudine di vita sostenibile nel lungo termine.

Incorporare l'Attività Fisica nella Vita Quotidiana

L'attività fisica va oltre il tempo dedicato agli allenamenti programmati. Introdurre il movimento nella vita quotidiana può avere un impatto significativo sulla tua salute. Ecco alcune strategie per farlo:

- **Camminare di Più**: Fai scelte consapevoli per camminare invece di utilizzare l'auto o l'ascensore. Anche una breve passeggiata può contribuire al tuo obiettivo di attività fisica giornaliera.
- **Sfrutta le Pause**: Sfrutta le pause dal lavoro o dagli impegni quotidiani per muoverti. Anche pochi minuti di stretching o una breve passeggiata possono rinfrescare la mente e il corpo.
- **Trasporti Attivi**: Considera l'opzione di usare la bicicletta o di camminare per gli spostamenti, quando possibile. Oltre a migliorare la tua forma

fisica, contribuirai anche a ridurre l'inquinamento.

- **Gioca e Divertiti**: Partecipa a giochi e attività all'aperto con amici o familiari. Giocare a giochi come il calcio, il frisbee o il volley ti farà divertire e bruciare calorie allo stesso tempo.
- **Coinvolgimento in Attività Domestiche**: Il giardinaggio, la pulizia e altre attività domestiche possono richiedere movimenti vari e sforzi fisici. Queste attività contribuiscono al tuo livello di attività giornaliera.
- **Coltivare uno Stile di Vita Sano nel Lungo Termine**

Un cambiamento duraturo richiede un approccio olistico alla salute. Unisce una serie di abitudini e decisioni consapevoli che vanno oltre l'allenamento fisico. Ecco alcune strategie per creare uno stile di vita sostenibile:

- **Alimentazione Consapevole**: Opta per una dieta equilibrata e variata che includa una varietà di nutrienti. Evita di seguire diete estreme e piuttosto focalizzati su scelte alimentari sane e sostenibili.
- **Riposo e Recupero Adeguati**: Assicurati di dormire abbastanza per permettere al corpo di recuperare ed essere pronto per le sfide quotidiane.
- **Gestione dello Stress**: Trova modi sani per affrontare lo stress, come la meditazione, la respirazione profonda o l'attività creativa. Uno stato mentale equilibrato è essenziale per uno stile di vita sano.
- **Idratazione Costante**: Bevi acqua regolarmente durante la giornata per mantenere il corpo idratato e sostenere le funzioni vitali.
- **Coltivare Relazioni Salutari**: Investi nel tuo benessere emotivo coltivando relazioni positive e significative con amici e familiari.

- **Equilibrio Lavoro-Vita e Fitness**: Trova un equilibrio tra gli impegni lavorativi, gli allenamenti e il tempo libero. La moderazione è fondamentale per evitare il burnout.
- **Celebra i Piccoli Successi**: Riconosci e celebra i tuoi progressi, anche quelli apparentemente minori. Mantenere una mentalità positiva è fondamentale per mantenere uno stile di vita sostenibile.
- **Apprendimento Continuo**: Continua a educarti sulla salute, il fitness e il benessere. Questo può stimolare la tua motivazione e la tua consapevolezza.
- **Consistenza per un Benessere Duraturo**: Ricorda che uno stile di vita sano non è una soluzione temporanea, ma una serie di scelte quotidiane mirate a migliorare la tua salute nel lungo termine. L'obiettivo è coltivare un equilibrio che ti supporti in modo costante attraverso gli anni.

Adottando un approccio globale alla salute e all'attività fisica, puoi creare uno stile di vita sostenibile che ti porterà a vivere al meglio e a mantenere il benessere nel corso del tempo.

Ecco un esempio di tabella riassuntiva con esempi pratici per incorporare l'attività fisica nella vita quotidiana e un possibile programma settimanale per uno stile di vita sano e attivo.

Incorporare l'Attività Fisica nella Vita Quotidiana

Strategia	Esempio Pratico
Camminare di Più	Scegliere di camminare o usare la bicicletta invece dell'auto per spostamenti brevi.

Utilizzare le Pause	Fare uno stretching leggero o fare una breve camminata durante le pause dal lavoro.
Trasporti Attivi	Optare per la bicicletta o camminare per andare al lavoro o per fare commissioni.
Giocare e Divertirsi	Organizzare partite di calcio o pallavolo con amici nei fine settimana.
Coinvolgimento in Attività Domestiche	Fare giardinaggio o dedicarsi alla pulizia della casa attiva il corpo.

Programma Settimanale per uno Stile di Vita Sano e Attivo

Giorno	Attività
Lunedì	30 minuti di allenamento a corpo libero al mattino; passeggiata serale di 20 minuti.
Martedì	Yoga di 20 minuti al mattino; sessione di allenamento HIIT di 15 minuti pomeriggio.
Mercoledì	Camminata di 30 minuti al mattino; esercizi di stretching prima di coricarsi.

Giovedì	Allenamento di resistenza di 20 minuti al mattino; partita amichevole di tennis serale.
Venerdì	15 minuti di esercizi di mobilità al mattino; serata libera per attività sociali attive.
Sabato	Escursione in montagna di mezza giornata o altre attività all'aperto.
Domenica	Riposo attivo: passeggiata in famiglia o yoga rilassante.

Nota: Questo è solo un esempio di programma settimanale. Adatta l'attività fisica alle tue preferenze, livello di fitness e obiettivi. Assicurati di includere vari tipi di attività, tra allenamento, movimento quotidiano e attività divertenti.

Incorporare l'attività fisica nella tua vita quotidiana e seguire uno stile di vita sano richiede impegno e pianificazione. Questo esempio di programma settimanale può aiutarti a iniziare, ma è importante personalizzarlo in base alle tue esigenze e alle tue preferenze.

EPILOGO

La fine di un viaggio è sempre un momento di riflessione. Mentre giungiamo alla conclusione di "Allenamento Fisico a Casa: Programmi Efficaci con Pochi Attrezzi e Alimentazione Equilibrata", voglio invitarti a riflettere su tutto ciò che hai imparato, sperimentato e realizzato lungo questo percorso di trasformazione.

Hai attraversato pagine piene di programmi di allenamento, strategie di motivazione e consigli nutrizionali. Hai esplorato le profondità della tua determinazione, hai superato sfide e hai celebrato i tuoi successi. Hai abbracciato un nuovo modo di vedere l'allenamento e la salute, spostando il focus dalla mera estetica al benessere totale.

Ma l'epilogo di un libro non segna la fine di una storia, bensì l'inizio di un nuovo capitolo. La tua avventura verso una vita più attiva, più sana e più consapevole è appena cominciata. Le conoscenze acquisite in queste pagine non sono solo informazioni da memorizzare, ma strumenti da utilizzare nella tua quotidianità.

Ti sfido a portare con te l'ispirazione e la determinazione che hai trovato in queste pagine. Sfido te stesso a continuare ad allenarti, a fare scelte alimentari consapevoli e a coltivare uno stile di vita sostenibile. Sfido te stesso a superare gli ostacoli futuri con la stessa grinta e perseveranza che hai dimostrato finora.

Non dimenticare mai che sei molto più forte di quanto credi. Hai dimostrato una volontà inarrestabile di migliorare te stesso e la tua vita. Continua a coltivare quella fiamma interiore, a nutrirla con impegno e passione. Sii orgoglioso di ogni passo avanti, anche quelli piccoli, perché ogni passo ti avvicina al tuo obiettivo di benessere.

Ricorda che il fitness è un viaggio senza fine. Non c'è una destinazione finale, ma piuttosto una continua crescita, evoluzione e apprendimento. Sii aperto a nuove sfide, a nuove modalità di allenamento e a nuovi orizzonti di conoscenza.

Voglio ringraziarti per avermi permesso di accompagnarvi in questo viaggio. Spero che "Allenamento Fisico a Casa" sia diventato una risorsa preziosa nella tua ricerca del benessere. Che tu possa continuare a perseguire i tuoi obiettivi con determinazione, fiducia e gioia.

Con gratitudine e impegno,
Quantum Athlete

POSTFAZIONE

Mentre chiudi le pagine di "Allenamento Fisico a Casa: Programmi Efficaci con Pochi Attrezzi e Alimentazione Equilibrata", spero che tu lo faccia con un senso di realizzazione e ispirazione. Questo libro è stato creato con l'intento di essere più di una semplice guida - è stato pensato per essere un compagno di viaggio nel tuo percorso verso una vita più sana, più attiva e più appagante.

Il tuo impegno nel leggere e applicare le informazioni contenute in queste pagine è un segno del tuo desiderio di migliorare te stesso e la tua salute. Hai dimostrato una determinazione che va al di là delle parole stampate su queste pagine. Ricorda sempre che sei tu il capitano della tua nave, il regista della tua storia. Hai il potere di plasmare il tuo destino, di superare le sfide e di raggiungere le vette che hai immaginato.

La strada verso il benessere non è sempre lineare. Ci saranno momenti in cui ti sentirai sfidato, momenti in cui potresti perdere la motivazione o sentirti scoraggiato. In quei momenti, voglio che tu ricordi quanto sei arrivato finora. Ricorda le vittorie che hai ottenuto, i risultati che hai raggiunto e il progresso che hai fatto. Questi sono testimoni del tuo potenziale illimitato.

L'epilogo di questo libro non segna la fine del tuo impegno nel benessere, ma l'inizio di una nuova fase. Sarà il tuo compito mantenere viva la fiamma che hai acceso durante la lettura di queste pagine. Spero che tu torni a questo libro ogni volta che hai bisogno di una spinta, di una guida o semplicemente per ricordarti del tuo impegno verso te stesso.

Ricorda che l'allenamento fisico e la nutrizione equilibrata non sono solo strumenti per migliorare il corpo, ma sono veicoli per migliorare la tua vita nel suo insieme. Spero che tu possa applicare gli insegnamenti di questo libro non solo nella tua routine di fitness, ma anche nel modo in cui affronti le sfide quotidiane, nel modo in cui gestisci lo stress e nella tua relazione con te stesso.

Ti ringrazio per avermi concesso l'onore di accompagnarti in questo viaggio. Spero che tu possa portare con te l'ispirazione, la conoscenza e la determinazione che hai trovato in queste pagine. Che tu possa continuare a coltivare un'impegno costante verso il tuo benessere e vivere una vita che rifletta il tuo pieno potenziale.

Con gratitudine e ottimismo,
Quantum Athlete

RINGRAZIAMENTO

Quando si completa un progetto significativo, è importante fermarsi per un momento e riconoscere coloro che hanno contribuito al suo successo. "Allenamento Fisico a Casa: Programmi Efficaci con Pochi Attrezzi e Alimentazione Equilibrata" è il risultato di un impegno collettivo, e desidero dedicare questa sezione ai molti individui che hanno reso possibile la realizzazione di questo libro.

Innanzitutto, voglio esprimere la mia profonda gratitudine ai lettori. Voi siete la ragione per cui ho scelto di condividere le mie conoscenze e la mia passione attraverso queste pagine. Spero che il contenuto di questo libro abbia ispirato e arricchito le vostre vite, spingendovi verso un maggiore benessere e consapevolezza. Grazie per avermi dato l'opportunità di fare parte del vostro viaggio di trasformazione.

Un ringraziamento speciale va anche a coloro che mi hanno sostenuto durante il processo di scrittura. Alla mia famiglia e agli amici più cari, grazie per la vostra costante fiducia, incoraggiamento e supporto. Le vostre parole gentili e il vostro sostegno morale sono stati un faro luminoso lungo il cammino.

Voglio anche ringraziare la squadra che ha contribuito alla realizzazione di questo libro. Dall'editing alla progettazione grafica, ogni membro del team ha lavorato instancabilmente per rendere questo progetto un successo. Siete stati la spina dorsale di questo libro, e sono grato per il vostro impegno e dedizione.

Un sentito ringraziamento va anche alla comunità di lettori e appassionati di fitness che ho avuto il privilegio di incontrare durante il mio percorso. Le vostre domande, le vostre storie di successo e il vostro desiderio di apprendere hanno continuamente alimentato la mia passione per il fitness e il benessere.

Infine, voglio ringraziare te, caro lettore, per aver fatto il passo verso una vita più sana e più attiva. Che tu stia iniziando il tuo percorso o che tu stia già camminando lungo questa strada da un po', il tuo impegno è ciò che rende il mondo del fitness e del benessere così vibrante e coinvolgente. Il tuo desiderio di migliorare e di superare le sfide è ciò che mi ispira e mi motiva a condividere il mio lavoro.

Mentre si chiude questo capitolo, auguro a te, ai tuoi cari e a tutti coloro che hanno contribuito al tuo successo nella ricerca del benessere, tutto il meglio per il futuro. Che la tua vita sia riempita di salute, gioia e realizzazioni continue. Grazie per essere parte di questa meravigliosa avventura.

Con gratitudine e apprezzamento sincero,
Quantum Athlete

INFORMAZIONI SULL'AUTORE

Quantum Athlete

Quantum Athlete è un esperto di fitness e benessere dedicato a condividere la sua passione per uno stile di vita attivo e sano. Con anni di esperienza nel campo dell'allenamento fisico, della nutrizione e dello sviluppo personale, Quantum Athlete ha ispirato migliaia di individui a raggiungere i loro obiettivi di benessere.

La sua missione è quella di rendere l'allenamento e la salute accessibili a tutti, indipendentemente dalle limitazioni di tempo, spazio o risorse. Attraverso la creazione di programmi di allenamento innovativi e piani alimentari equilibrati, Quantum Athlete si impegna a guidare le persone verso il loro potenziale di benessere massimo.

La filosofia di Quantum Athlete si basa sull'idea che il benessere fisico sia solo una parte di un quadro più ampio. Crede che l'allenamento e la nutrizione possano essere strumenti per migliorare non solo il corpo, ma anche la mente e lo spirito. La sua approccio mira a creare un equilibrio tra il fitness, la salute mentale e la consapevolezza, consentendo alle persone di vivere una vita soddisfacente e appagante.

Con una passione per l'apprendimento continuo e il desiderio di condividere le scoperte con gli altri, Quantum Athlete è diventato un punto di riferimento per coloro che cercano un approccio realistico al fitness. I suoi scritti, i suoi programmi di allenamento e i suoi consigli nutrizionali riflettono la sua esperienza pratica e la sua dedizione alla promozione del benessere a lungo termine.

Oltre al suo coinvolgimento nel mondo del fitness, Quantum Athlete è un sostenitore del movimento e dell'attività all'aperto. Crede nell'importanza di abbracciare la natura e di sfruttare al massimo le risorse a nostra disposizione per coltivare uno stile di vita attivo e sostenibile.

Con una visione intraprendente per il futuro, Quantum Athlete continuerà a creare risorse, programmi e contenuti che ispirino le persone a prendersi cura di se stesse e a vivere una vita piena di vitalità e gioia.

www.ingramcontent.com/pod-product-compliance
Lightning Source LLC
Chambersburg PA
CBHW050836260726
48660CB00006B/2275